Alejandro Arroyo Roig

ENTRENAMIENTO CON

THERA - BAND

Entrenamiento personal.
Realizado por Body & Diet

Alejandro Arroyo Roig

Prólogo:

En este libro hablaremos de cómo usar las bandas elásticas (Thera-band) en cualquier lugar, evitando lesiones futuras a lo largo de nuestras futuras sesiones de entrenamiento.

No solo hablaremos de su forma de uso, sino, también os daremos consejos de por que es uno de los entrenamientos más solicitados, tanto en personas de edad avanzada, como edades mucho más tempranas (niños a partir de 16 años).

Os ayudaremos a desarrollar vuestras sesiones de entrenamiento y los puntos a tener en cuenta en cada sesión.

Al final del libro podréis encontrar un amplio abanico de ejercicios ordenados por grupos musculares, en la cual os será de ayuda para realizar vuestras sesiones de entrenamiento.

Este libro es meramente informativo. Para cualquier consulta acuda a su medico o especialista. Body & Diet no se hace cargo del mal uso que se le pueda dar a este libro. Esta información esta recopilada de las formaciones privadas y de nuestra propia página web.

www.bodyanddiet.es

Alejandro Arroyo Roig

Índice:

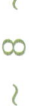

Alejandro Arroyo Roig

Entrenamiento con bandas elásticas

Si no tienes tiempo, o te da pereza ir al gimnasio, los ejercicios con gomas son la solución. Con este tipo de entrenamiento no necesitas salir de casa para estar en forma, solo necesitaremos una colchoneta y una banda elástica.

Se pueden encontrar muchos tipos de bandas elásticas. Lo ideal es comprar una selección de distintos grosores y resistencias, para tener una amplia variedad, y poder realizar cada ejercicio con la resistencia adecuada.

Este tipo de material recibe diferentes nombres: gomas elásticas, bandas elásticas, Thera-band, tensores, etc. … Estos entrenamientos sirven para desarrollar la fuerza muscular e imitar movimientos deportivos. También es utilizado en actividades como: acondicionamiento físico, juegos, Pilates, actividades aeróbicas, actividades acuáticas, rehabilitación, etc. … Se puede llevar a cualquier lugar, de viaje, en casa, en la oficina, se puede trabajar con niños , adultos, personas de avanzada edad, individual o en grupos.

Muchas veces después de estar entrenando durante mucho tiempo con mancuernas y máquinas, nos hemos cansado de ellas. Una nueva forma de hacer los mismos ejercicios y obtener resultados de forma diferente es el trabajo con las bandas elásticas.

Los entrenamientos con Thera-band tienen la capacidad de ofrecernos resistencia durante todo el movimiento. Cuando usamos el peso libre, mancuernas o máquinas, no siempre se hace fuerza durante todo el movimiento. El aspecto más importante a tener en cuenta de las bandas elásticas es el control. Es vital que nos tomemos nuestro tiempo y nos concentremos en el movimiento y la ejecución del ejercicio, ya

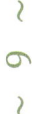

que podemos perder el control de la banda elástica estirada, provocándonos lesiones severas.

Gracias a su ligereza y sencillez, sobre todo, a su facilidad de transporte, la banda elástica constituye un complemento ideal de trabajo, en el que se puede realizar en cualquier momento y lugar, permitiéndonos mantener nuestro tono muscular en forma, tanto en viajes como en casa.

¿QUÉ SON LAS BANDAS ELÁSTICAS?

Es una máquina de fitness de lo más sencilla, práctica y útil que se ha inventado. Es un trozo de látex muy elástico y resistente. En el mercado podemos encontrar bandas elásticas de diferentes colores, cada color ofrece una resistencia específica, con lo que nos hace llegar y ejecutar los ejercicios de la forma mas fácil, evitando lesiones por un exceso de resistencia.

BENEFICIOS Y VENTAJAS DEL ENTRENAMIENTO CON LAS BANDAS ELÁSTICAS

Nos ofrece un gran abanico de posibilidades a la hora de hacer ejercicios, con un solo elemento podemos trabajar todos los grupos musculares.

Son muy sencillas de manejar, es uno de los materiales que utilizan los fisioterapeutas en las terapias de rehabilitación a nivel muscular y articular.

Puedes aumentar su resistencia según la longitud de las bandas.

Están recomendadas para todas las edades y para todo tipo de deportistas, los ejercicios con bandas elásticas pueden utilizarse sin un entrenamiento previo.

Sirven para realizar un trabajo de tonificación muscular.

Se pueden transportar y guardar en cualquier hueco de la mochila, y si disponemos de una colchoneta, ya tenemos un gimnasio portátil.

Los entrenamientos con bandas elásticas pueden realizarse individual, en pareja o en grupos.

Existen diferentes tipos de bandas, más o menos elásticas, por lo que se pueden utilizar tanto con principiantes como en avanzados, ya que su ejecución es menos agresiva que las pesas convencionales, evitando el riesgo de lesión.

Las bandas elásticas mejoran la coordinación, el equilibrio y la flexibilidad del músculo.

Reduce los estados de ansiedad y favorece la liberación de tensiones emocionales.

CONSEJOS PARA EL CORRECTO USO DE LAS BANDAS ELÁSTICAS

Las bandas elásticas son materiales sencillos , de bajo costo y que permiten un amplio abanico de ejercicios. Además, su originalidad y versatilidad hacen de estos materiales un complemento ideal para trabajar nuestros músculos. Os dejamos unos pequeños consejos:

La posición de la columna vertebral debe de estar siempre bajo control, teniendo la espalda recta, evitando flexiones o curvaturas en la realización del ejercicio.

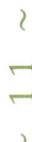

11

Debemos elegir correctamente la dureza de la goma.

Siempre es recomendable trabajar frente a un espejo o bajo supervisión de un especialista, ya que esto evitará malas posiciones y facilitará el aprendizaje de los ejercicios.

Siempre se deban ejecutar los ejercicios cuando la goma tenga una ligera tensión, es decir, debe ofrecer resistencia antes de realizar el ejercicio.

Los movimientos no deben de ser bruscos en cada ejecución del ejercicio.

Las repeticiones se realizaran entre 12 y 25 por cada ejercicio, dependiendo de la complexión, resistencia y experiencia de la persona.

Solo hace falta realizar un listado con los ejercicios que puedes efectuar con las bandas elásticas, para no dejar ni un músculo del cuerpo sin ejercitar.

PUNTOS A TENER EN CUENTA

Las bandas elásticas se han utilizado desde hace años en las diferentes sesiones de entrenamiento. Existen varios tipos, desde bandas elásticas más rígidas que van unidas a un asa para poder agarrarlas con seguridad, hasta las mas livianas. Da igual que banda elijamos, mientras le saquemos el máximo partido.

El trabajo con las bandas elásticas está indicado para conseguir una buena tonificación de los músculos del cuerpo, ya que en este caso las bandas van a representar una resistencia que debemos vencer con las fuerza de nuestros músculos. Para conseguir esto, tenemos que saber colocarlas correctamente. Con ellas se puede trabajar cualquier grupo muscular, bíceps, tríceps, piernas, pecho , espalda, hombro y abdomen.

Alejandro Arroyo Roig

Las gomas nos permiten una mayor libertad de movimiento a la hora de ejecutar los ejercicios, lo que nos va a evitar realizar un entrenamiento demasiado agresivo y traumático para los músculos, que en muchos casos se ven obligados a realizar un movimiento marcado por la máquinas que no es propio del cuerpo, pudiendo provocar lesiones.

El entrenamiento con gomas nos permite realizar ejercicios en cualquier sitio, no es necesario un espacio concreto para poder trabajar.

Consejos:

- Realizar un calentamiento previo.
- Realizar un trabajo de flexibilidad articular estirando todos los músculos.
- Trabajo tanto el tren inferior como el tren superior, además de abdominales. Todo en modo de circuito.
- Realiza amplios movimientos que trabajen todo el campo de movimiento de cada articulación.

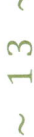

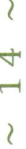

Alejandro Arroyo Roig

Circuito con Thera-band

ENTRADA EN CALOR

Se trata de calentar la musculatura para poder realizar los ejercicios correctamente evitando el índice de lesión. Se puede generar con 10 minutos de trote, caminar, bicicleta, salto a la comba o con un step. También se pueden hacer movimientos articulares como balanceos o los mismos ejercicios pero sin las bandas elásticas. Lo importante es prevenir las lesiones y preparar el cuerpo para nuestra sesión de trabajo.

CIRCUITO DE EJERCICIOS

Os vamos a enseñar a como marcar una metodología de trabajo y poder realizar vuestras propias sesiones de entrenamientos con las bandas elásticas. Lo primero que debemos tener en cuenta es los grupos musculares a trabajar y los ejercicios de cada grupo muscular. Lo ideal es que hagáis un circuito de todo el cuerpo, para ello buscaremos dos ejercicios distintos por cada grupo muscular. Podremos realizar entre 15 – 20 repeticiones por cada ejercicio, dependiendo del nivel de cada persona. Una vez terminado el circuito se puede repetir una o dos veces más para realizar una sesión mas intensa, e incluso utilizar diferentes resistencias.

~ 15 ~

Alejandro Arroyo Roig

Ejercicios por grupo muscular

ABDUCCIÓN CON THERA-BAND:

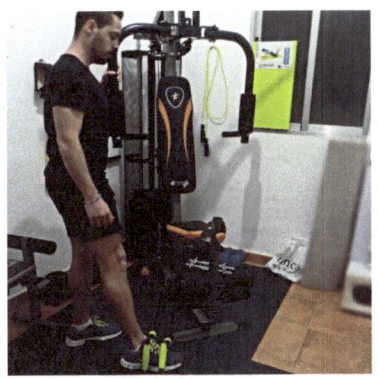 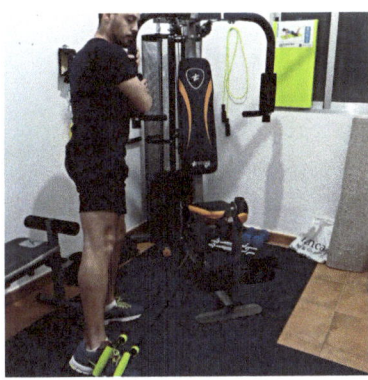

Cogemos la banda elástica y la enganchamos en cualquier zona baja (un árbol, un banco, una farola, etc.…). Una vez tenemos la banda enganchada, nos colocamos en paralelo con la pierna a trabajar en el lado de fuera del cuerpo. Con el tronco recto, estiramos la pierna hacia fuera y hacia dentro, alejándola del cuerpo y acercándola.

GLÚTEO CON THERA-BAND:

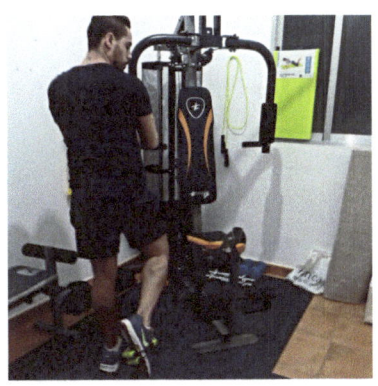 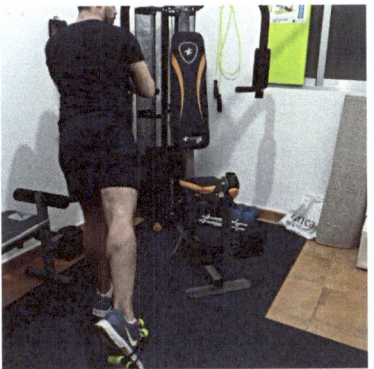

~ 17 ~

Enganchamos la banda elástica en un punto bajo (un árbol, un banco, etc....) Nos ponemos de frente con la banda enganchada en nuestro talón. Flexionamos y estiramos la pierna hacia atrás, manteniendo la espalda lo mas recta posible.

SENTADILLAS CON RESISTENCIA:

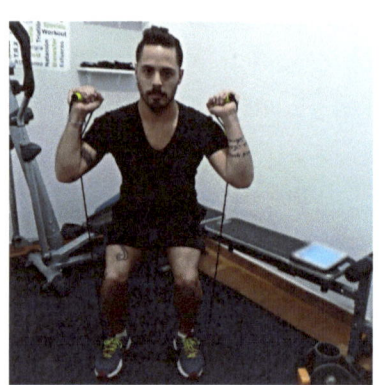
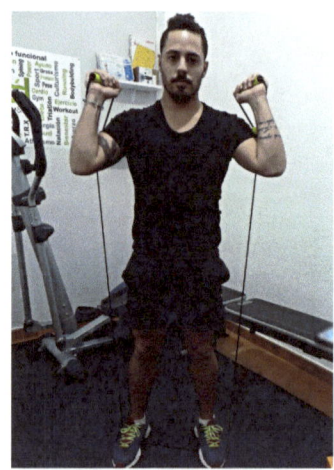

Cogemos la banda con las manos y pisamos en el medio de la banda. Subimos los brazos a la altura del hombro para darle mayor resistencia a la sentadilla. Efectuamos una sentadilla sin mover los brazos. Para darle mas resistencia estiraremos la banda.

LUNGES CON RESISTENCIA:

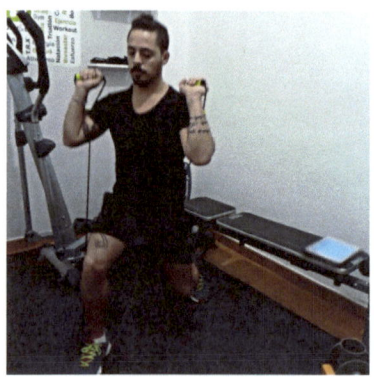
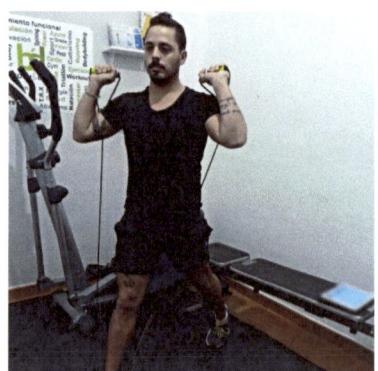

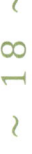

Alejandro Arroyo Roig

Cogemos por las extremidades de la banda elástica con las manos. Pisamos con un pie la banda y el otro pie, damos un paso atrás apoyando solo la punta del pie y manteniendo el talón elevado. Subimos los brazos a la altura del hombro y mantenemos la banda elástica lo mas estirada posible. Flexionamos la rodilla trasera, intentando mantener la rodilla delantera sin desplazar hacia delante.

EXTENSIÓN DE PIERNAS:

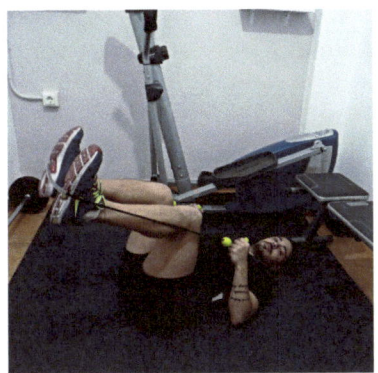 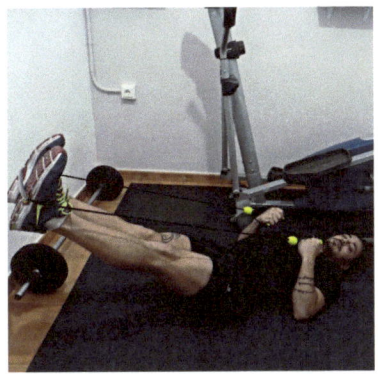

Nos tumbamos boca arriba con las piernas elevadas. Cogemos la banda elástica por los extremos y la cruzamos por los pies. Manteniendo la banda elástica con los brazos a la altura del pecho, estiramos y flexionamos las piernas haciendo presión con la banda elástica. Al realizar el ejercicio debemos mantener la espalda completamente apoyada en el suelo sin levantar la zona lumbar, haciendo fuerza con el abdomen.

Entrenamiento personal.
Realizado por Body & Diet

TRABAJO DE ADUCCIÓN:

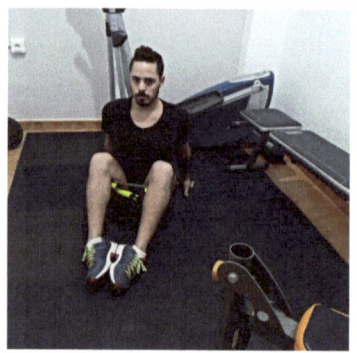 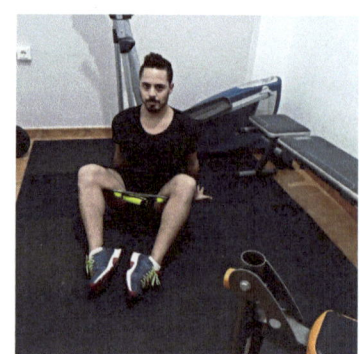

Nos sentamos con la espalda recta. Cerramos las piernas y nos enrollamos la banda elástica por las piernas a la altura del cuádriceps. Apoyamos las manos en el suelo para mantener la espalda recta y abrimos y cerramos las piernas, con los pies pegados entre si.

PATADA DE GLÚTEO EN EL SUELO:

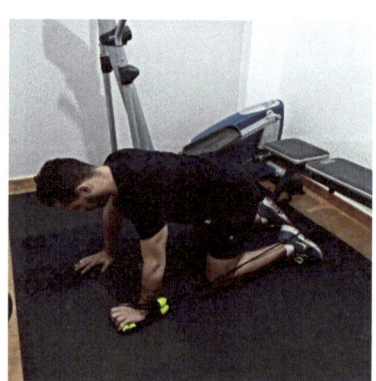 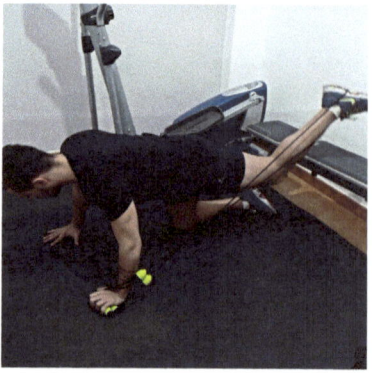

Nos ponemos en cuadruperia apoyando las manos contra el suelo. Cogemos por los extremos la banda elástica y la sujetamos contra el suelo. Con un pie elevado, sujetamos la banda elástica. Con la pierna elevada, estiramos y flexionamos la pierna dando presión al ejercicio con la goma elástica. Repetimos lo mismo con la otra pierna.

EXTENSIÓN DE PIERNA FLEXIONADA:

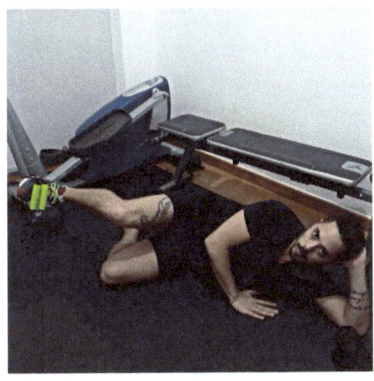 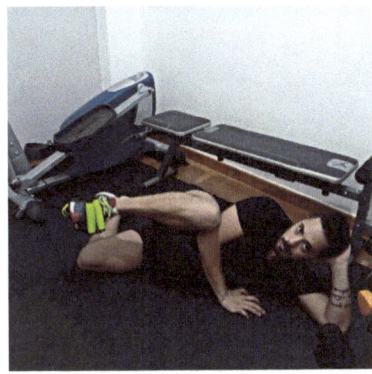

Nos tumbamos de lado en la colchoneta. Pasamos la banda elástica por una zona baja (un árbol, la pata de una mesa, un banco, etc.…) y los extremos la enganchamos en el pie. Con la pierna estirada, intentamos flexionar la pierna en dirección al pecho, manteniendo el abdomen apretado y la espalda recta. Realizamos el mismo ejercicio con la otra pierna.

EXTENSIÓN DE PIERNA CON LA PIERNA ESTIRADA:

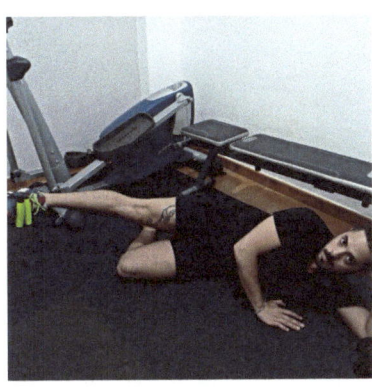 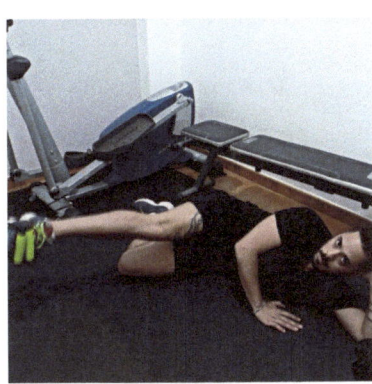

Nos tumbamos de lado en la colchoneta. Pasamos la banda elástica por una zona baja (un árbol, la pata de una mesa, un banco, etc…) y los extremos la enganchamos en el pie. Con la pierna estirada, intentamos elevarla hacia delante,

Entrenamiento personal.
Realizado por Body & Diet

manteniendo la espalda recta y el abdomen apretado. Realizamos el mismo ejercicio con la otra pierna.

PRESS TIPO POLEA CON THERA-BAND:

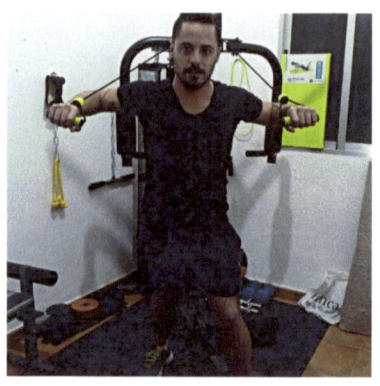 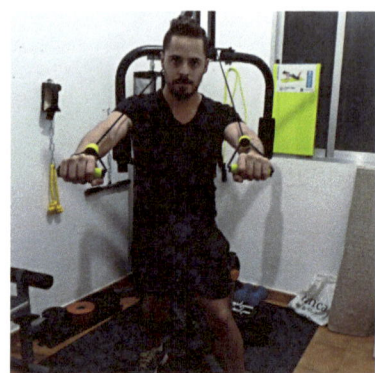

Enrollamos la banda elástica en una zona elevada. Nos ponemos de espaldas y cogemos las bandas por los extremos. Con las piernas alineadas y la espalda recta, mantenemos los brazos flexionados a la altura del pecho. Una vez los brazos estén a la altura del pecho, estiraremos los brazos hacia delante manteniendo la presión con la banda elástica.

APERTURAS EN TIPO POLEA:

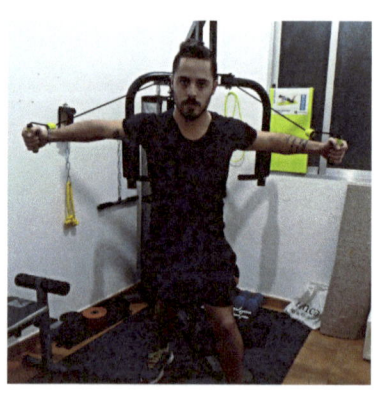 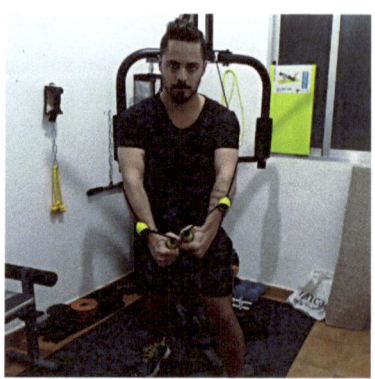

Enrollamos la banda elástica en una zona elevada. Nos ponemos de espaldas y cogemos las bandas por los extremos. Con las piernas alineadas y la espalda recta, mantenemos los

brazos extendidos a la altura del pecho y cerramos los brazos extendidos a una altura un poco más baja del pecho. Mantenemos unos segundos la presión cerrando el pecho.

PECHO APERTURAS CON UNA MANO, TIPO POLEA:

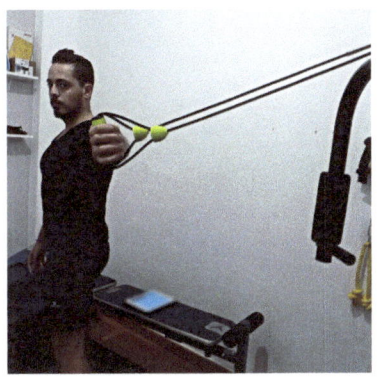 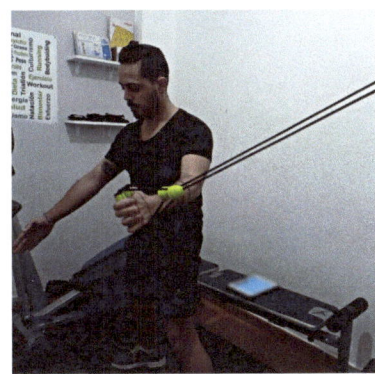

Enrollamos la banda elástica en una zona elevada. Nos ponemos de espaldas y cogemos las bandas por los extremos con solo una mano. Con las piernas alineadas y la espalda recta, mantenemos el brazo extendido a la altura del pecho y cerramos el brazo a una altura un poco más baja del pecho. Mantenemos unos segundos la presión cerrando el pecho. Repetimos lo mismo con el otro brazo.

PRESS DE PECHO EN SUELO:

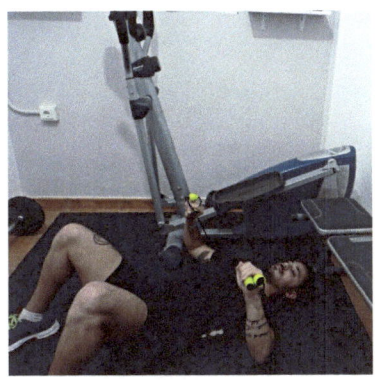 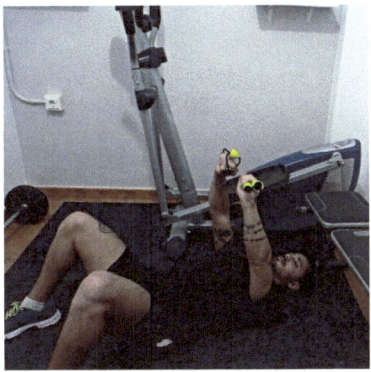

Nos tumbamos en el suelo boca arriba. Pasamos la banda elástica por detrás, sujetándola con la espalda. Cogemos de los extremos de la banda y mantenemos los brazos flexionados a la altura del pecho. Una vez tenemos los brazos bien colocados, extendemos los brazos hacia arriba juntando los puños entre si, haciendo la forma de una A.

PRESS A RECTO A UNA MANO, TIPO POLEA:

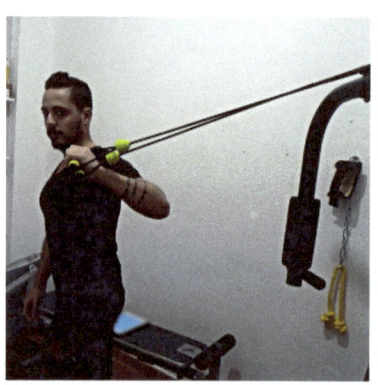 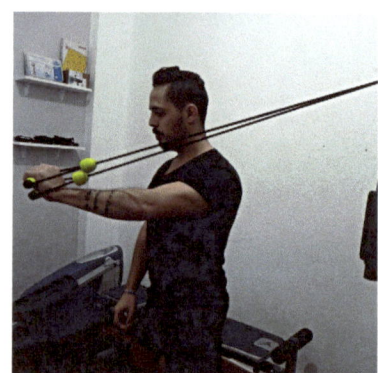

Enrollamos la banda elástica en una zona elevada. Nos ponemos de espaldas y cogemos las bandas por los extremos con solo una mano. Con las piernas alineadas y la espalda recta, mantenemos el brazo flexionado a la altura del pecho y estiramos el brazo a la altura del pecho. Mantenemos unos segundos la presión. Repetimos lo mismo con el otro brazo.

REMO FRONTAL:

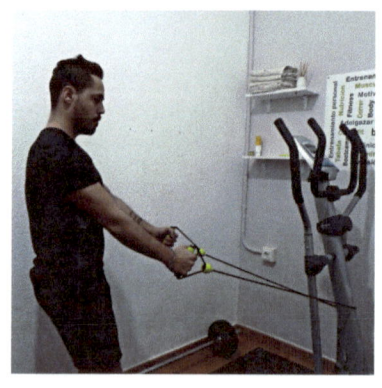 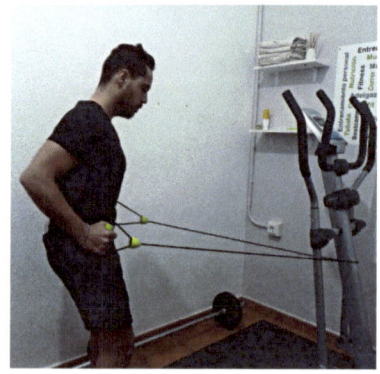

Alejandro Arroyo Roig

Enganchamos la banda elástica en alguna zona media como un árbol, una farola, una pata de una mesa, etc… Cogemos la banda por los extremos con las piernas en paralelo, frente al punto de anclaje. Extendemos los brazos con la banda con un poco de tensión y flexionamos los brazos hacia atrás, llevando los codos pegados al cuerpo y con las manos a la cadera o el abdomen.

REMO A UNA MANO:

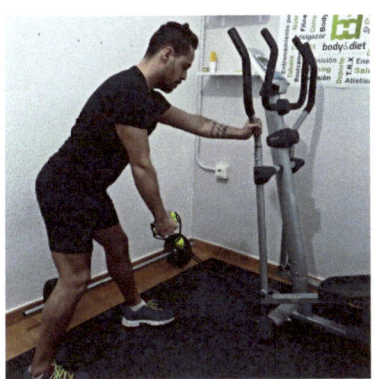 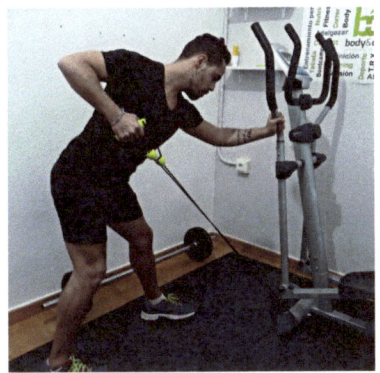

Enganchamos la banda elástica en un punto bajo como un árbol, en la pata de una mesa o un banco. Cogemos los extremos de la banda elástica con una mano. Con el brazo estirado hacia abajo, mantenemos la banda con un poco de tensión. Efectuamos el ejercicio estirando hacia atrás el brazo, llevándolo a la altura del pecho, con el codo pegado al cuerpo y dejándolo atrás de la espalda. Repetimos el mismo ejercicio con el otro brazo.

REMO BAJO:

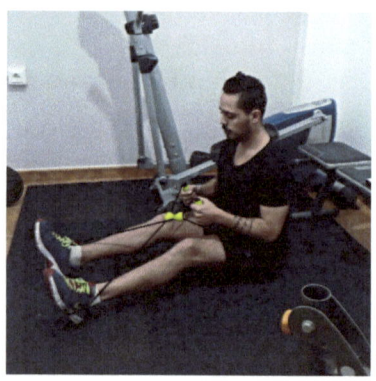 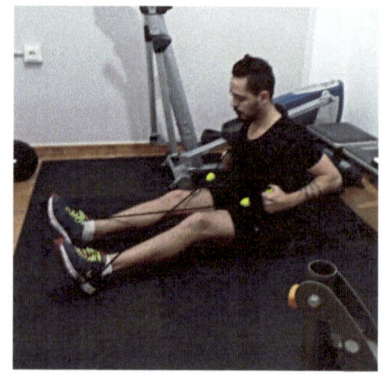

Nos sentamos en el suelo con las piernas semi-flexionadas. Enganchamos la banda elástica en los pies y la cruzamos, cogiéndola por los extremos con cada mano. Mantenemos una ligera extensión con la banda elástica y llevamos los codos hacia atrás como si estuviéramos remando. Mantenemos la espalda recta con el abdomen apretado.

EXTENSIÓN ELEVADA DE BRAZOS, TRAS-NUCA:

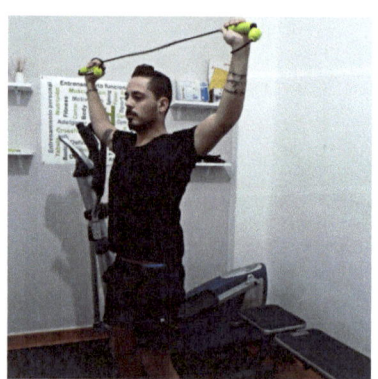 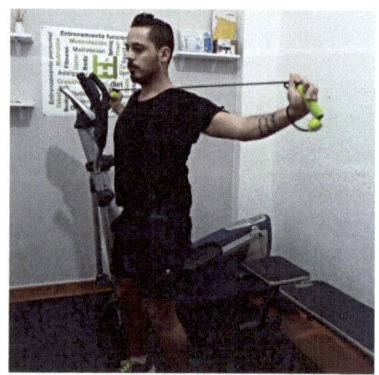

Cogemos la banda elastica por los extremos, la elevamos por encima de la cabeza, manteniendola con una ligera extensión. Bajamos los brazos estirando hacia fuera, por detrás de la nuca hasta tocar los hombros, manteniendo la unos segundos la presión. Las piernas semi-flexionadas y la espalda completamente recta.

Alejandro Arroyo Roig

REMO SIMPLE CON ENGANCHE EN LOS PIES:

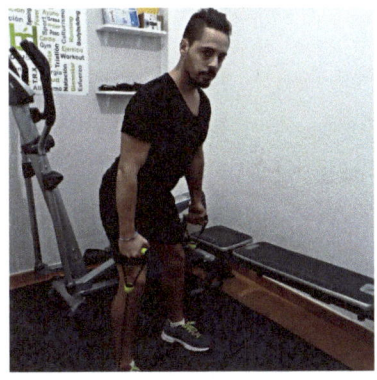
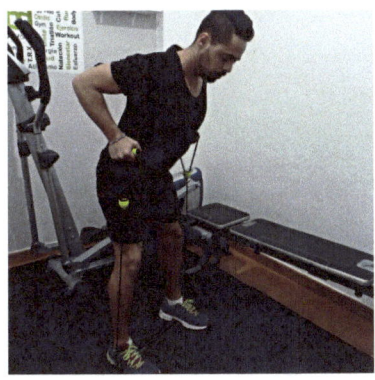

Pisamos la banda elastica con los pies y cogemos los extremos de la misma con los brazos. Con las piernas semi-flexionadas y la espalda recta hacemos una flexión de cadera, manteniendo una posición comoda. Con los brazos estendidos y los codos pegados al cuerpo, flexionamos los codos en dirección a la cadera, mantenemos unos segundos la presión y volvemos a repetir el ejercicio.

PULL OWER CON THERA-BAND:

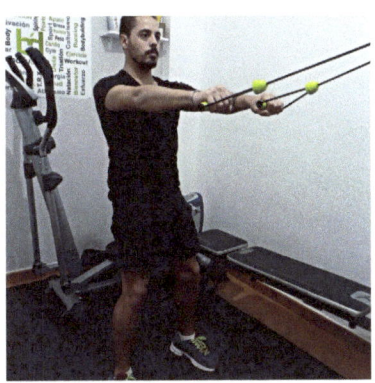
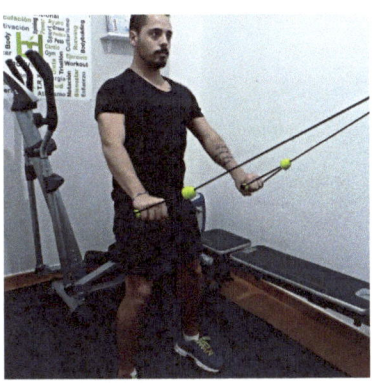

Enganchamos la banda elastica con un punto alto, como un arbol, un poste o una puerta. Cogemos los estremos de la banda con los brazos estendidos a la altura del pecho. Con la espalda recta y las piernas semi-flexionadas, llevamos los brazos, sin flexionar, a nuestra cadera, manteniendo unos segundos la presión.

APERTURAS DE HOMBRO CON THERA-BAND:

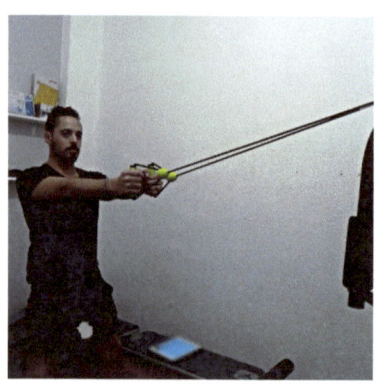 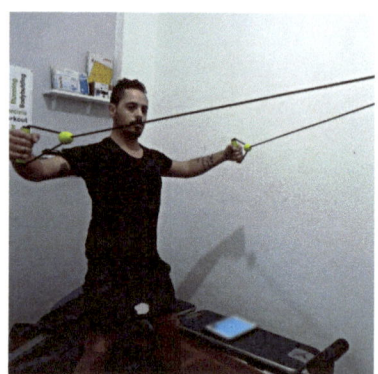

Enganchamos la banda elastica en una posición alta, como un arbol, en una puerta, etc…. Cogemos los extremos de la banda elastica y nos ponemos de frente al punto de anclaje. Mantenemos la banda estirada con los brazos estirados y juntos a la altura del hombro. Abrimos los brazos manteniendo la presión en el hombro, mantenemos unos segundo y volvemos a cerrar.

PÁJARO CON THERA-BAND:

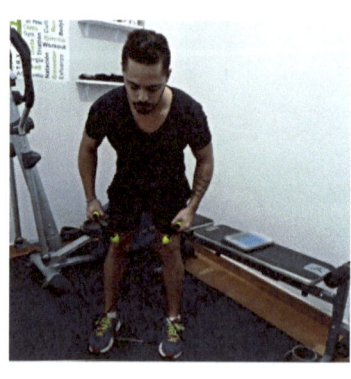 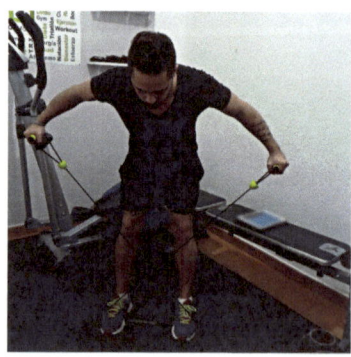

Sujetamos la banda elastica por los extremos, la pisamos con los pies y cruzamos la banda. Con las piernas semi-

Alejandro Arroyo Roig

flexionadas y la espalda recta mirando hacia el suelo. Con los brazos semi-flexionados, los elevamos hacia atrás, manteniendo la presion en el hombro. Aguantamos unos segundos y volvemos a bajar los brazos.

ELEVACIÓN FRONTAL A UNA MANO, AGARRE INVERSO:

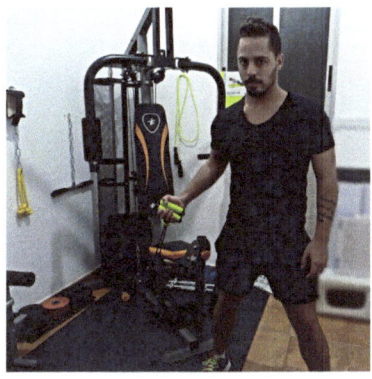
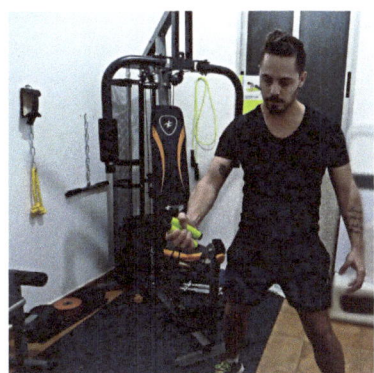

Enganchamos la banda elastica en un punto bajo, como la pata de una mesa, un banco, un arbol, etc .... Cogemos los dos extremos con una mano y nos ponemos de espaldas al punto de anclaje. Con el brazo estirado, lo elevamos hacia delante manteniendo la presion en el hombro por unos segundo y volvemos a bajar. Efectuamos el mismo ejercicio con el otro brazo.

ELEVACIONES LATERALES:

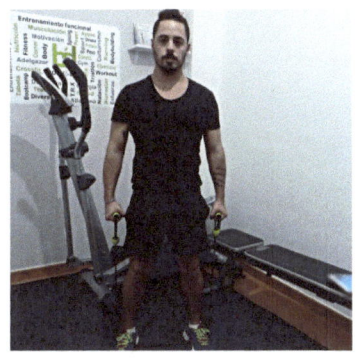
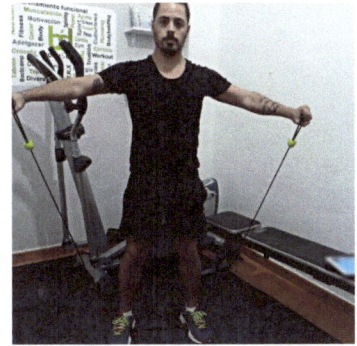

~ 29 ~

Cogemos la banda elastica por los extremos y la pisamos con los pies para hacer un punto de anclaje. Con los brazos extendidos pegados al cuerpo, realizamos una elevacion alejando el brazo del cuerpo. Mantenemos unos segundo la presion en el hombro y bajamos hata volver a tocar el cuerpo.

ELEVACIÓN FRONTAL CON AGARRE INVERSO:

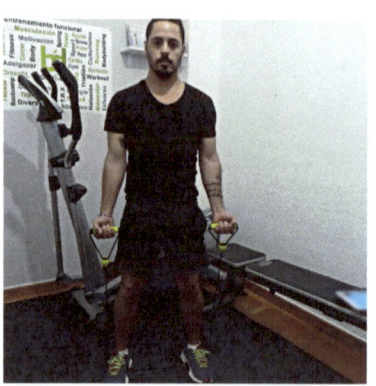 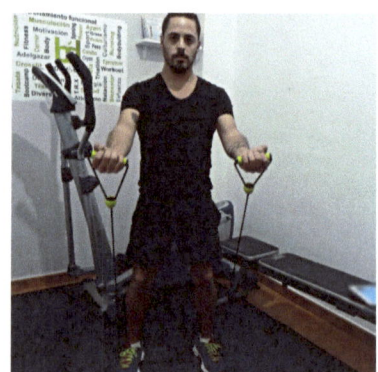

Cogemos la banda elastica por los extremos y pisamos con los pies para hacer un punto de anclaje. Mantenemos las piernas semi-flexionadas y la espalda recta. Los brazos estirados, pegados al cuerpo con las palmas de la mano mirando hacia arriba. Elevamos los brazos hacia delante, hasta llegar a la altura del hombro, mantenemos la presión unos segundos y volvemos a bajar.

PRESS DE HOMBRO:

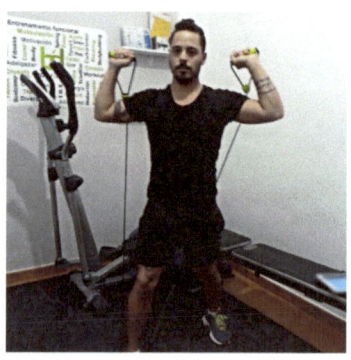 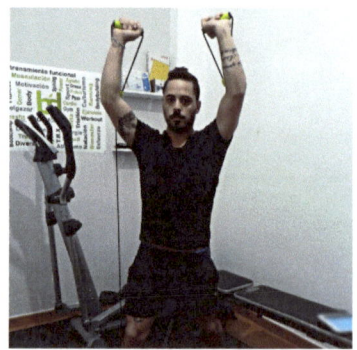

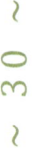

Alejandro Arroyo Roig

Cogemos la banda elastica por los extremos y pisamos con los pies para hacer un punto de anclaje. Mantenemos las piernas semi-flexionadas y la espalda recta. Elevamos los brazos hasta que los codos esten a la altura del hombro. Mantenemos la presión y elevamos los brazos hacia arriba hasta tenerlos estirados del todo, aguantamos unos segundos y volvemos a bajar hasta que los codos esten a la altura del hombro.

ROTACIÓN EXTERNA O INTERNA CON THERA-BAND:

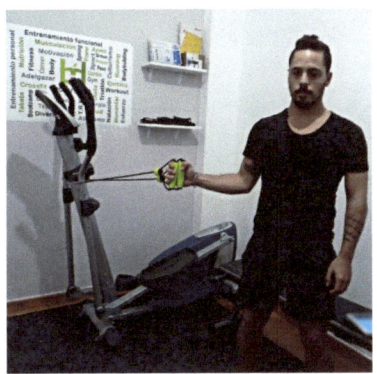 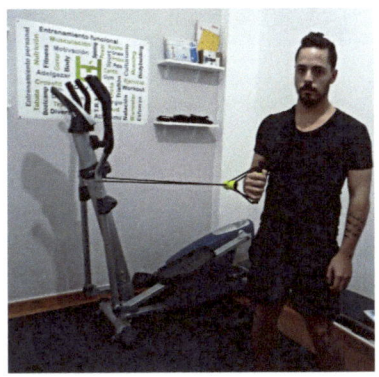

Enganchamos la banda elastica en un punto medio, ya sea en un arbol, pomo de una puerta, etc …. Cogemos los extremos de la banda elastica con una mano. Mantenemos las piernas semi-flexionadas y la espalda recta, de lado al punto de anclaje. Flexionamos el brazo a 45 ° e intentamos tensar la banda llevando el puño hacia el interior del cuerpo (rotación interna "foto"). Si cogemos la banda elastica con el otro brazo, llevaremos el puño hacia fuera del cuerpo (rotación externa).

~ 31 ~

EXTENSIÓN DE BRAZOS:

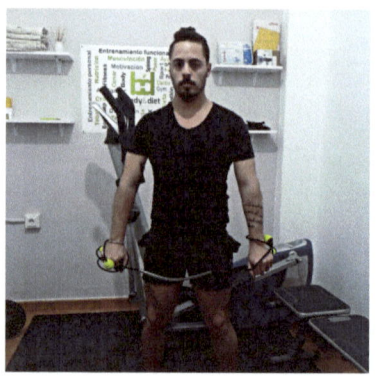 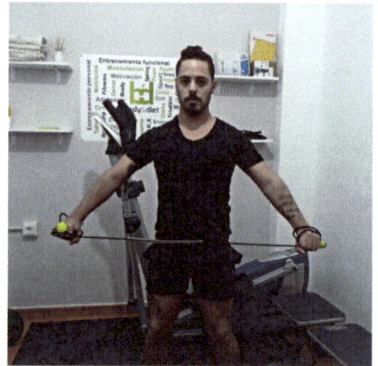

Cogemos la banda elastica por los extremos y la enrollamos hasta que se quede tensa, manteniendo los brazos bajos a la altura de la cadera. Con la espalda recta y las piernas semi-flexionadas, elevamos los brazos hacia fuera del cuerpo, mantenemos la presión unos segundos y volvemos a bajar los brazos.

REMO AL CUELLO:

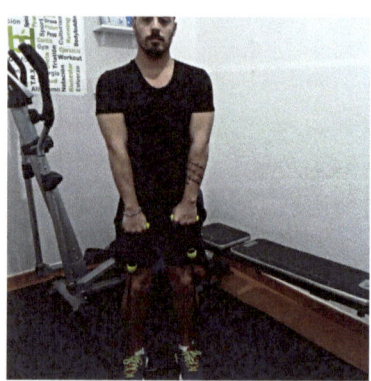 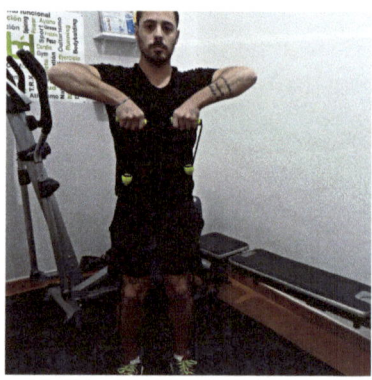

Cogemos la banda elastica por los extremos y la pisamos con os pies para hacer un punto de anclaje. Los brazos estirados a la altura de la cadera, por delante del cuerpo. Con los puños pegados al cuerpo, elevamos los brazos con los codos hacia fuera, hasta llegar a la altura del hombro, mantenemos la presión unos segundos y volvemos a bajar.

Alejandro Arroyo Roig

CURL DE BICÉPS:

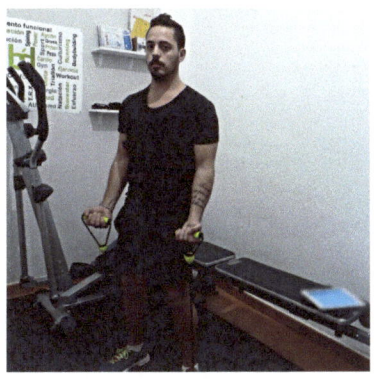 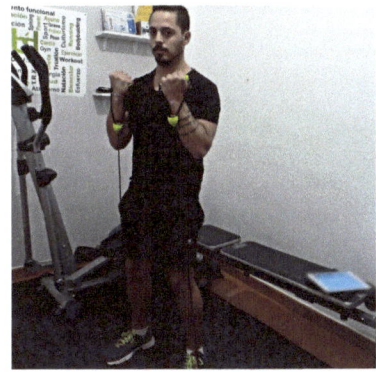

Cogemos la banda elastica por los extremos y la pisamos con los pies para hacer un punto de anclaje. Mantenemos las piernas semi-flexionadas y la espalda recta. Con los brazos estirados a la altura de la cadera y las palmas de la mano mirando hacia arriba, hacemos una contracción del bicéps, subiendo los brazos hasta la clavícula.

CURL DE BICEPS TIPO POLEA:

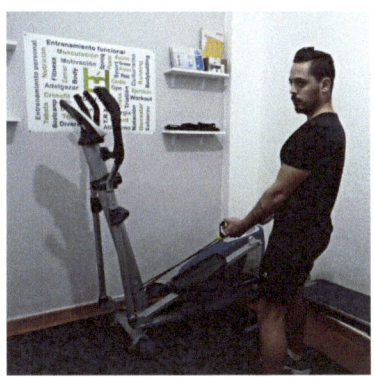 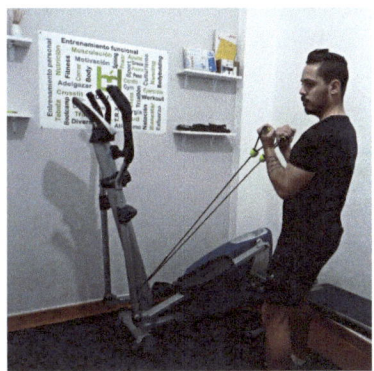

Enganchamos la banda elastica en un punto bajo, como la pata de una mesa, un banco , etc…. Cogemos los extremos de la banda y nos ponemos frente al punto de anclaje, con las piernas semi-flexionadas. Mantenemos los brazos por delante del cuerpo con las palmas de la mano mirando hacia arriba.

Entrenamiento personal.
Realizado por Body & Diet

Hacemos una contracción del bicéps, llevando las manos hacia la clavícula.

CURL DE BICÉPS TIPO MARTILLO:

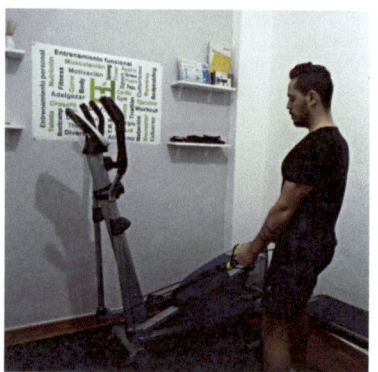 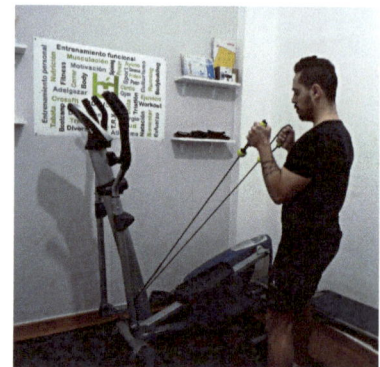

Enganchamos la banda elastica en un punto bajo, como la pata de una mesa, un banco , etc.... Cogemos los extremos de la banda y nos ponemos frente al punto de anclaje, con las piernas semi-flexionadas. Mantenemos los brazos por delante del cuerpo con las palmas de la mano mirandose entre sí. Hacemos una contracción del bicéps, llevando los puños hacia la clavícula.

EXTENSIÓN DE TRICÉPS:

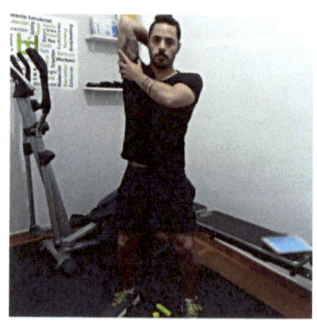 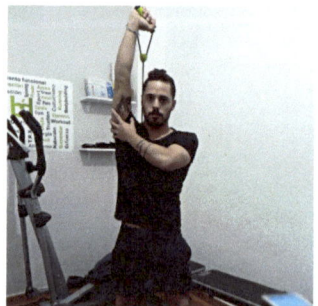

Pisamos con el pie uno de los extremos de la banda elastica y el otro extremo lo cogemos con la mano. Elevamos el brazo con el codo flexionado hasta la altura de la cabeza. Sin

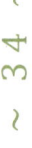

Alejandro Arroyo Roig

mover el codo, estiramos el antebrazo hacia arriba, mantenemos unos segundos la presión y volvemos a bajar el antebrazo. Repetimos lo mismo con el otro brazo.

POLEA DE TRICEPS:

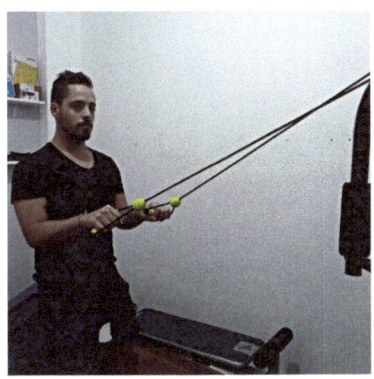 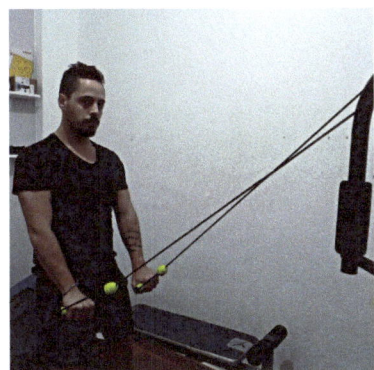

Enganchamos la banda elastica en un punto alto, como un arbol, en una puerta, etc …. Cogemos los extremos de la banda con los brazos flexionados y la espalda recta. Estiramos los brazos hacia el suelo y mantenemos la presión unos segundos, y volvemos a subir los antebrazos. El codo se queda inmovil pegado al cuerpo.

PATADA DE TRICÉPS:

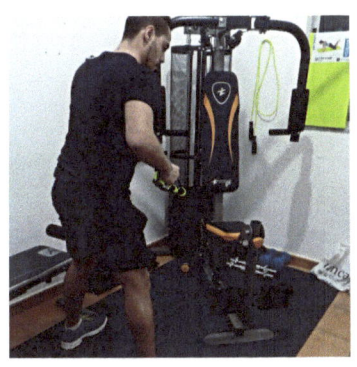 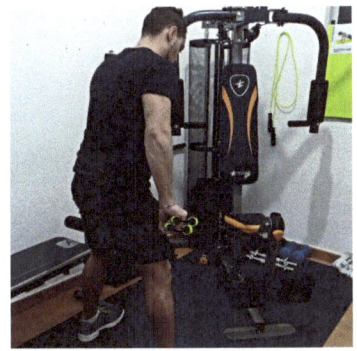

Enganchamos la banda elastica en un punto medio o bajo, ya sea en la pata de una mesa, un banco, un arbol , etc….

Cogemos los extremos de la banda con una mano, colocandonos de frente al punto de anclaje. Con el cuerpo hacia delante y el brazo flexionado, estiramos el antebrazo hacia atrás, sin mover el codo. Mantenemos la presion y volvemos a la posición inicial.

TRABAJO DE ANTEBRAZO:

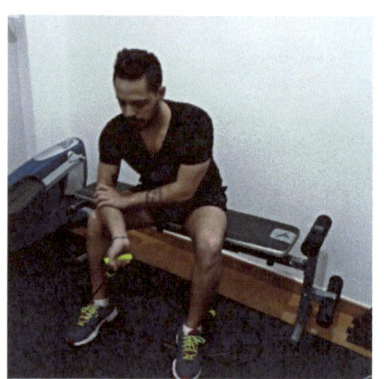 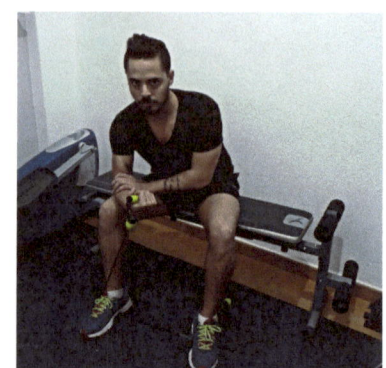

Nos sentamos en un banco o una silla. Pisamos con los pies la mayor parte de la banda elastica, y con una mano cogemos uno de los extremos, dejando la banda elastica tensa. Mantenemos el puño cerrado y la muñeca estirada hacia abajo, con el codo apoyado en la pierna. Sin mover el brazo, estiramos y flexionamos la muñeca de abajo arriba. Repetimos lo mismo con el otro brazo.

OBLICUOS TIPO POLEA ALTA, CON THERA-BAND:

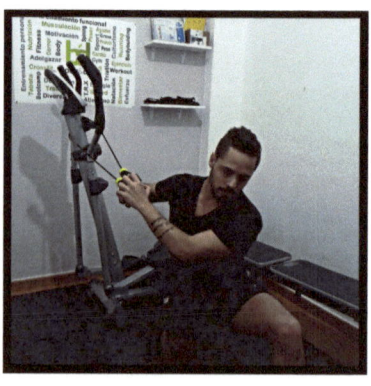 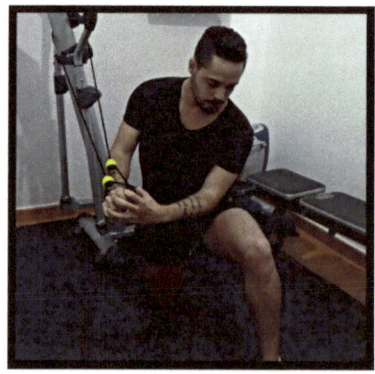

Alejandro Arroyo Roig

Enganchamos la banda elastica en un punto medio como el pomo de una puerta, etc …. Cogemos la banda por los extremos con la misma mano, nos ponemos de rodillas, de espaldas al punto de anclaje. Con los brazos atrás y a la altura del hombro, intentamos llevarlos a nuestra rodilla opuesta, manteniendo la presion unos segundos.

CRUNCH ABDOMINAL:

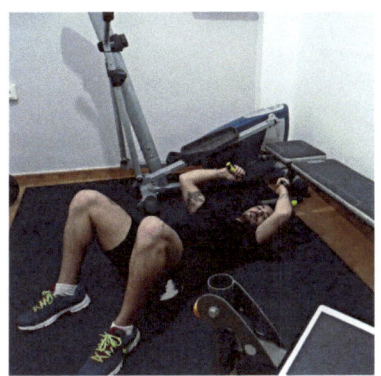 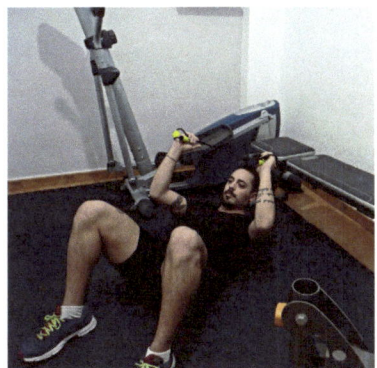

Nos tumbamos en el suelo, boca arriba. Enganchamos en un punto bajo la banda elastica y con las manos la cogemos por los extremos. Mantenemos los codos elevados y pegados al cuerpo. Mantenemos la presion y subimos el tronco hacia delante como si de una abdominal normal se tratara, teniendo la presión de la goma elastica.

OBLICUOS TIPO POLEA BAJA:

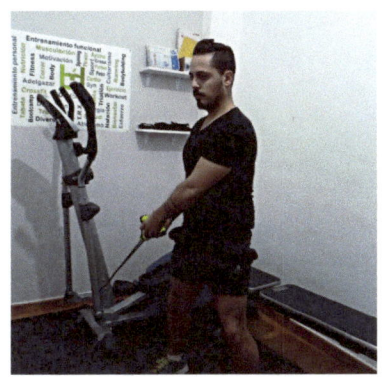 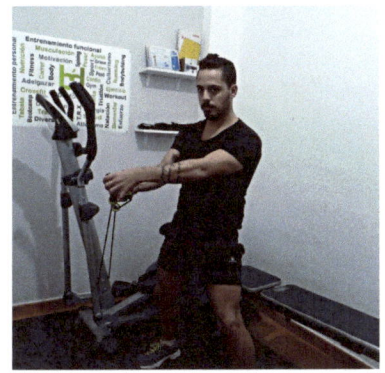

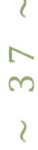

Entrenamiento personal.
Realizado por Body & Diet

Enganchamos la banda elastica en un punto bajo, como la pata de una mesa, un banco, etc …. Cogemos la banda por los extremos con las dos manos juntas. Nos ponemos de perfil al punto de anclaje, con los brazos a la altura de la cadera cerca del punto de anclaje. Apretamos el abdominal y subimos los brazos hacia el lado contrario manteniendo la presion unos segundos. Repetimos lo mismo por el otro lado.

CRUNCH EN TIPO POLEA:

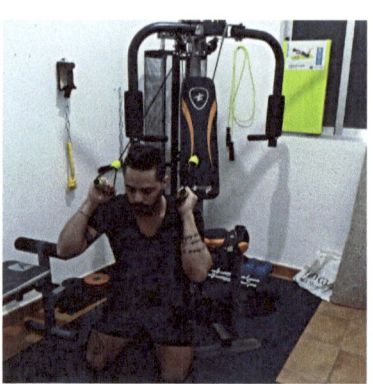 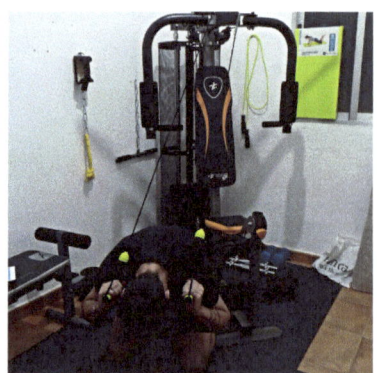

Enganchamos la banda elastica en un punto alto como en una puerta, un arbol, etc …. Nos ponemos de espaldas al punto de anclaje y de rodillas. Cogemos los extremos de la banda elastica y mantenemos las manos cerca de la cadera, y los codos pegados al cuerpo. Apretamos el abdominal y hacemos una flexión del tronco hacia el suelo.

Alejandro Arroyo Roig

OBLICUOS EN SUELO CON AGARRE EN PIERNA:

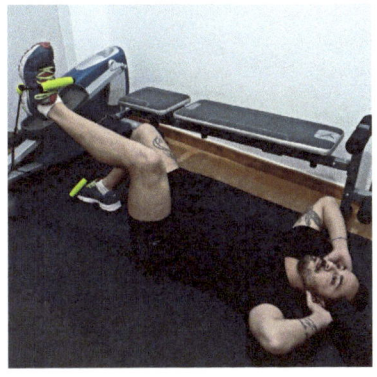 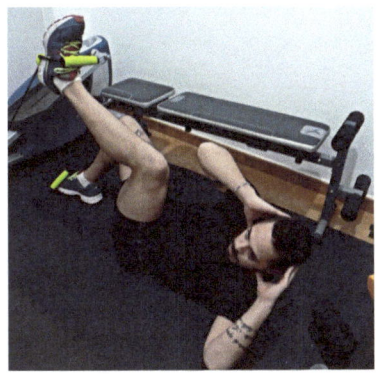

Engancamos la banda elastica en un punto bajo como la pata de una mesa, un arbol, un banco, etc .... Uno de los extremos lo atamos en un pie. Con la pierna elevada hacemos una abdominal oblicuo, acercando la rodilla al codo opuesto. Repetimos lo mismo con la otra pierna.

OBLICUO EN SUELO CON LAS PIERNAS ESTIRADAS:

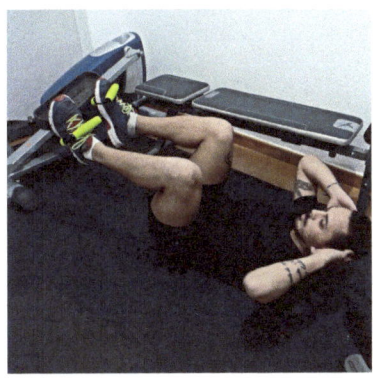 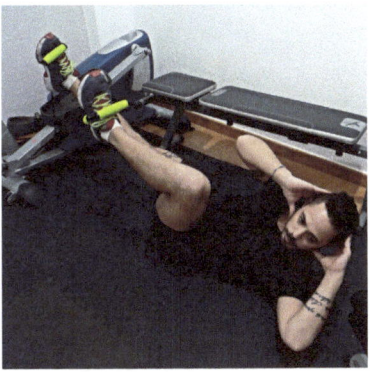

Engancamos la banda elastica en un punto bajo como la pata de una mesa, un arbol, un banco, etc .... Enganchamos los dos extremos a nuestros pies y subimos las puernas. Efectuamos el ejercicio juntando la rodilla opuesta al codo, estirndo y flexionando las piernas.

CRUNCH CON AGARRE EN LOS PIES:

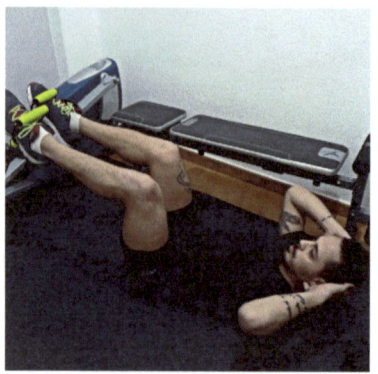 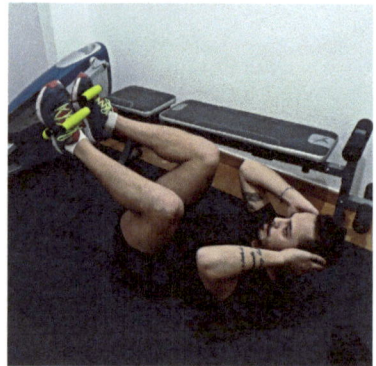

Enganchamos la banda elastica en un punto bajo como la pata de una mesa, un arbol, etc …. Cogemos los extremos de la banda y nos la atamos en los pies o los tobillos. Con las piernas arriba, hacemos una flexión del tronco como si de una abdominal normal se tratara, teniendo en cuenta la presión que ejerce la banda.

www.ingramcontent.com/pod-product-compliance
Lightning Source LLC
Chambersburg PA
CBHW050848290526
45792CB00002B/564